Raisa Duque

La frattura dell'anca causa complicazioni nelle donne di età superiore ai 65 anni

Raisa Duque

La frattura dell'anca causa complicazioni nelle donne di età superiore ai 65 anni

Frattura dell'anca - Comorbilità

ScienciaScripts

Imprint

Any brand names and product names mentioned in this book are subject to trademark, brand or patent protection and are trademarks or registered trademarks of their respective holders. The use of brand names, product names, common names, trade names, product descriptions etc. even without a particular marking in this work is in no way to be construed to mean that such names may be regarded as unrestricted in respect of trademark and brand protection legislation and could thus be used by anyone.

Cover image: www.ingimage.com

This book is a translation from the original published under ISBN 978-620-0-01772-7.

Publisher:
Sciencia Scripts
is a trademark of
Dodo Books Indian Ocean Ltd. and OmniScriptum S.R.L publishing group

120 High Road, East Finchley, London, N2 9ED, United Kingdom
Str. Armeneasca 28/1, office 1, Chisinau MD-2012, Republic of Moldova, Europe
Printed at: see last page
ISBN: 978-620-7-38605-5

LE FRATTURE DELL'ANCA COMPORTANO COMPLICAZIONI PER

DONNE OLTRE I 65 ANNI

RAISA GEANINE DUQUE UZCA

DEDICA

Al Creatore di tutte le cose, che mi ha dato la forza di andare avanti quando ero sull'orlo dell'abisso, dedico il mio lavoro, con tutta l'umiltà che può venire dal mio cuore, prima di tutto a Dio.

I miei genitori, che mi hanno sostenuto incondizionatamente durante gli studi e mi hanno accompagnato lungo questo arduo percorso fino alla fine della mia carriera.

Il mio amato marito, che mi ha guidato per tutta la mia carriera professionale ed è stato uno dei principali pilastri della sua realizzazione, che è sempre stato mio amico e compagno inseparabile, con il suo costante sostegno e amore incondizionato.

Alla mia preziosa figlia Valentina, per la quale nessun sacrificio è mai abbastanza, la cui luce ha illuminato la mia vita e reso più chiaro il mio cammino.

GRAZIE

Soprattutto, a Dio per avermi permesso di raggiungere un altro obiettivo nel mio progetto di vita.

Alla mia famiglia, che è il mio più grande sostegno.

All'Università statale di Guayaquil per aver sostenuto la mia formazione professionale.

Il dottor Hugo Behr, direttore generale dell'Hospital Clinica San Francisco, per avermi permesso di svolgere il mio studio in questo prestigioso ospedale.

Il mio relatore di tesi, che ha condiviso con me le sue conoscenze e mi ha pazientemente guidato in questo progetto di ricerca.

SOMMARIO

Lo scopo di questo studio è stato quello di analizzare le cause e le complicanze delle fratture dell'anca nei pazienti di età superiore ai 65 anni dell'Hospital Clínico de San Francisco tra il 2010 e il 2012, utilizzando l'analisi statistica al fine di ridurre la morbilità e la mortalità.

Studio delle cartelle cliniche di 120 pazienti di sesso femminile di età superiore ai 65 anni con diagnosi di frattura dell'anca presso l'Hospital Clinica San Francisco dal 1° gennaio 2010 al 31 dicembre 2012.

La popolazione quantitativa non probabilistica era costituita da 120 pazienti donne con frattura dell'anca di età superiore ai 65 anni che soddisfacevano i criteri di inclusione dello studio e che sono state trattate.

In questo lavoro ci proponiamo di mostrare la realtà delle fratture prossimali di femore nella nostra area sanitaria, tenendo conto dell'esperienza clinica nel trattarle, attraverso uno studio osservazionale, retrospettivo e descrittivo, in cui sono state prese le cartelle cliniche dei pazienti accolti presso il dipartimento di emergenza dell'ospedale Clmica San Francisco e sono stati analizzati i dati corrispondenti alle variabili studiate nel periodo 2010-2012.

Conoscere alcune delle caratteristiche associate alle fratture dell'anca nei pazienti over 65 ricoverati per questo motivo all'Hospital Clmica São Francisco e, sulla base dei dati ottenuti, consigliare le famiglie dei pazienti sull'importanza di prevenire le fratture prossimali del femore negli anziani.

Studieremo anche come la co-morbidità al momento della frattura del femore prossimale influisca sulla prognosi e sulla sopravvivenza a 12 mesi.

Ho scelto questo argomento perché so che fornirà informazioni molto più accurate sulla qualità di vita iniziale dei pazienti e sui cambiamenti prima (basale) e dopo (90 giorni) la dipendenza nelle attività di base e strumentali della vita quotidiana.

PAROLE CHIAVE: anziani, qualità della vita, fattori di rischio.

INTRODUZIONE

I cambiamenti epidemiologici e demografici nei Paesi industrializzati e in America Latina si riflettono nell'aumento delle malattie cronico-degenerative e nell'invecchiamento della popolazione.

A livello mondiale, l'Organizzazione Mondiale della Sanità (OMS) ha registrato circa 6,3 milioni di pazienti che hanno subito fratture nel 2012, mentre l'Organizzazione Panamericana della Sanità (PAHO) ha dichiarato nello stesso anno che la popolazione anziana è la più frequente in termini di fratture della testa del femore agli arti inferiori;u'd;is e gli incidenti sono le principali cause che espongono gli anziani alle fratture degli arti inferiori, poiché è la parte del corpo che provoca le maggiori sollecitazioni di sostegno in caso di incidente, sia esso stradale, domestico o altro. Circa il 38% delle fratture è causato da malattie come l'osteoporosi, oltre che da fratture dovute a incidenti, e più di un quarto delle persone colpite è anche affetto da politrauma. In Ecuador, circa 2.200 anziani hanno subito fratture e sono stati curati in diversi centri sanitari nelle principali province del Paese.

Questo studio analizza le cause e le complicanze delle fratture dell'anca nei pazienti di età superiore ai 65 anni dell'Hospital Clinica San Francisco tra il 2010 e il 2012.

Pertanto, si spera che le informazioni su questa popolazione di domanda per l'ospedale per aggiornare e formulare raccomandazioni che serviranno a sviluppare strategie per prevenire le complicanze e ridurre al minimo gli effetti negativi della mortalità, attraverso uno studio descrittivo, trasversale e retrospettivo, analizzeremo la frequenza e la proporzione di fratture dell'anca nelle cartelle cliniche del Dipartimento di Hospital Clinica San Francisco, pazienti di sesso femminile di età superiore ai 65 anni ricoverati nel periodo 2010-2012.

Per valutare i fattori di rischio associati alle fratture dell'anca vengono utilizzati processi di ricerca variabili, clinicamente rilevanti e comprovati. I risultati di

Lo studio permetterà di identificare i fattori di rischio che prevengono le complicanze, il che dovrebbe portare a una migliore gestione della qualità della vita in questa malattia.

PANORAMICA STORICA DELLE FRATTURE DELL'ANCA

Nei classici della storia della medicina, fino alla fine del XIX secolo, le fratture dell'anca erano considerate "non curabili e dolorosamente fatali" e, trattandosi di incidenti mortali, si cercava semplicemente di migliorare le condizioni generali dei pazienti per rendere i loro "ultimi" giorni più sopportabili.

Logicamente, la frattura stessa è antica quanto l'uomo, come dimostrano i ritrovamenti archeologici di fratture consolidate in posizione migliore o peggiore, ed è anche grazie ai pittogrammi e alle sculture dell'epoca che è stato possibile dedurre i metodi di trattamento utilizzati. All'inizio del XX secolo, Langenbeck e poi Nicolaysen riportarono i progressi nel trattamento di osteosintesi con viti e bulloni nel 1887, ancora prima della comparsa dei raggi X nel 1925. Con la disponibilità di materiali biocompatibili, apparve il perno trilaminare di Smith Ptersen che, insieme allo sviluppo e al miglioramento delle tecniche chirurgiche e radiologiche, permise all'osteosintesi di sostituire tutti i tipi di trattamento per le fratture dell'anca.

Capitolo 1

IL PROBLEMA

1.1 DOMANDE

Le fratture sono una discontinuità ossea che ha continuato ad evolversi in tutto il mondo e costituiscono un grave problema di salute pubblica per l'umanità.

L'Organizzazione Mondiale della Sanità (OMS) ha registrato 6,3 milioni di casi di politrauma nel 2012, un terzo dei quali ha interessato gli arti inferiori, seguiti da anca, arti superiori, testa e altre parti del corpo.

Le principali cause di fratture sono gli incidenti stradali, l'osteoporosi e le cadute o gli incidenti, con la più alta prevalenza osservata negli adulti di età superiore ai 65 anni (38%), principalmente a causa dell'osteoporosi o delle cadute, seguiti dalla popolazione infantile (26%) e dalla popolazione adulta di età inferiore ai 65 anni, le cui cause principali sono gli incidenti stradali.

Le ferite da arma da fuoco sono un grave problema di salute pubblica in tutto il mondo. Secondo l'OMS, si stima che ogni anno si verifichino 424.000 tagli mortali, il che ne fa la seconda causa di morte per lesioni accidentali. 37,3 milioni di tagli all'anno non sono mortali ma richiedono cure mediche. La morbilità più elevata si registra tra gli over 65, i giovani tra i 15 e i 29 anni e i minori di 15 anni.

La prevalenza delle cadute negli anziani varia tra il 30% e il 50%, con un'incidenza annuale del 25-35%. Il 10-25% delle cadute tra gli anziani provoca fratture e il 5% richiede il ricovero in ospedale.

Il Ministero della Salute ecuadoriano non ha registri specifici dei pazienti che soffrono di fratture, alcuni dei quali sono trattati da guaritori, metodi alternativi e sobadores, e nel 2013 si stima che circa 2.200 pazienti adulti anziani abbiano sofferto di fratture.

1.2 GIUSTIFICAZIONE DELLA RICERCA

In questo studio ci proponiamo di mostrare la realtà delle fratture prossimali di femore nel nostro settore sanitario, tenendo conto dell'esperienza clinica nel trattarle, attraverso uno studio osservazionale, retrospettivo e descrittivo in cui vengono registrate le cartelle cliniche dei pazienti ricoverati nel dipartimento di emergenza dell'Hospital Clmica São Francisco e vengono studiati i dati corrispondenti alle variabili nel periodo 2010-2012.

Identificare alcune delle caratteristiche associate alle fratture dell'anca nei pazienti di età superiore ai 65 anni ricoverati per questo motivo presso l'Hospital Clmica São Francisco e, sulla base dei dati ottenuti, consigliare i familiari dei pazienti sull'importanza di prevenire le fratture del femore prossimale nella popolazione anziana.

Lo scopo di questo studio è quello di determinare i motivi di ricovero e il tasso di morbilità attuale dei pazienti ricoverati al pronto soccorso dell'Hospital Clmica São Francisco per fratture dell'anca. Verrà creato un modulo di raccolta dati in Excel, in cui le informazioni raccolte verranno presentate in forma tabellare e verranno applicate funzioni statistiche per ottenere i risultati.

Studieremo anche come la co-morbidità al momento della presentazione di una frattura prossimale del femore influisca sulla prognosi e sulla sopravvivenza a 12 mesi.

Questo studio fornirà anche informazioni sulla qualità di vita iniziale dei pazienti e sui cambiamenti prima (al basale) e dopo (dopo 90 giorni) l'intervento in termini di dipendenza nelle attività di base e strumentali della vita quotidiana, in modo da stabilire un'analisi che contenga informazioni rilevanti per il trattamento dei futuri pazienti ricoverati.

1.3 DOMANDE

Natura: è uno studio fondamentale, basato sull'osservazione e la descrizione indiretta.

Settore: salute pubblica.

Area: Ospedale Clinica San Francisco Emergency

Aspetto: fratture dell'anca.

Argomento della ricerca: Frattura dell'anca: cause e complicazioni nelle donne di età superiore ai 65 anni, uno studio condotto presso l'Hospital Clinica San Francisco nel 2010-2012.

Sede: Ospedale Clmica São Francisco.

1.4 FORMULARE IL PROBLEMA

(In che modo i fattori di rischio influenzano l'insorgenza di una frattura dell'anca nelle donne di età superiore ai 65 anni visitate nei servizi di emergenza dell'Hospital Clmica de San Francisco nel 2010-2012?

1.5 OBIETTIVI.

1.5.1 OBIETTIVO GENERALE

Analisi delle cause e delle complicanze delle fratture dell'anca in pazienti donne di età superiore ai 65 anni presso l'Hospital Clmica de San Francisco tra il 2010 e il 2012, utilizzando una revisione statistica per ridurre la morbilità e la mortalità.

1.5.2 OBIETTIVI SPECIFICI

1.   Analisi dei contributi professionali e scientifici per affrontare questo problema di ricerca.

2.   Identificare le principali cause di fratture dell'anca in pazienti di sesso femminile di età superiore ai 65 anni e determinare le complicanze e la prognosi delle procedure eseguite.

3.   Elaborare una proposta per ridurre la morbilità e la qualità di vita di questi pazienti.

Capitolo 2

QUADRO TEORICO

TEST D'IPOTESI

Nel processo di ricerca, ho iniziato ipotizzando che le complicazioni delle fratture dell'anca fossero legate alla presenza di fattori di rischio.

2.1 PRESUPPOSTO CENTRALE

Lavoreremo con un'ipotesi nulla o un'ipotesi alternativa formulata come segue:

Ipotesi nulla (H0): Le complicanze delle fratture dell'anca non sono correlate alla presenza di fattori di rischio.

Ipotesi alternativa (H1): Le complicanze delle fratture dell'anca sono correlate alla presenza di fattori di rischio.

Variabile indipendente: frattura dell'anca

Variabile dipendente: cause e complicazioni nelle donne con più di 65 anni.

2.2 FRATTURE DEL FEMORE PROSSIMALE NEGLI ANZIANI

2.2.1 . DESCRIZIONE ANATOMICA

Il terzo prossimale del femore è costituito da una testa sferica collegata da un collo lungo circa 5 cm al trocantere, a sua volta costituito da due sporgenze ossee, il trocantere maggiore (esterno e superiore) e il trocantere minore (interno e inferiore), in cui si inseriscono potenti gruppi muscolari responsabili della mobilità e della stabilità di questa articolazione (Milanito RG. 2008).

Il femore prossimale è la componente distale dell'articolazione dell'anca.

Insieme alla cavità acetabolare dell'osso iliaco, formano un'articolazione sinoviale estremamente congruente e mobile su tutti i piani, un'enartrosi.

L'angolo formato dal collo del femore con la diafisi è di circa 130° (+/- 7°) e ha un'antiversione di 10° (+/-7°), parametri anatomici su cui si basa la riduzione chirurgica delle fratture (Miyamoto RG. 2008).

Il principale apporto di sangue alla testa del femore è fornito dai rami terminali dell'arteria circonflessa posteromediale 8,9, che alimenta due terzi della testa del femore. Essa deriva dall'arteria femorale profonda, che passa tra lo psoas e il pettorale, attraverso la base del collo femorale extracapsulare e prossimalmente al trocantere minore (Figura 2). L'arteria del legamento rotondo e un ramo dell'arteria otturatoria completano l'alimentazione della testa del femore (Miyamoto RG. 2008).

2.2.2 FATTORI DI RISCHIO

• **Età**: sono più comuni negli anziani. La loro frequenza aumenta esponenzialmente dopo i 50 anni (Parker M, Johansen A. Hip Fracture. *BMJ* 2006).

• **Sesso: la** frequenza delle fratture dell'anca è maggiore nelle donne rispetto agli uomini, con un rapporto di 3:1. Ciò è dovuto al fatto che le donne hanno un bacino più largo, una tendenza alla coxa vara (maggiore braccio di leva) e un collo femorale più stretto. Ciò è dovuto al fatto che le donne hanno un bacino più ampio, una tendenza alla coxa vara (braccio di leva maggiore) e un collo del femore più stretto. Sono più spesso colpite dall'osteoporosi, che inizia anche prima. Sono meno attive degli uomini della stessa età e hanno un tasso di sopravvivenza più lungo. Questa relazione si inverte nel caso delle fratture dell'anca nei giovani, che sono più frequenti negli uomini (Parker M, Johansen A. Hip Fracture. *BMJ* 2006).

• **Razza:** incidenza più elevata nei caucasici (Parker M, Johansen A. Hip Fracture. *BMJ* 2006).

• **Densità ossea: la densità ossea è stata** a lungo considerata uno dei principali fattori che determinano il rischio di frattura dell'anca. Secondo alcuni autori, l'osteoporosi è un fattore di rischio noto. Tuttavia, altri hanno dimostrato che l'osteoporosi, che si pensa sia presente nella popolazione a rischio, non è più comune in queste persone rispetto ai controlli di pari età (Parker M, Johansen A. Hip Fracture. *BMJ* 2006).

• **Corpulenza:** pazienti con corporatura esile e peso inferiore alla media della popolazione (Parker M, Johansen A. Hip Fracture. *BMJ* 2006).

• **Malnutrizione**

• **Cambiamenti nella funzione neuromuscolare:** una riduzione del tempo di reazione, che limita la possibilità di reazioni protettive, aumenta la probabilità di una caduta con conseguente frattura dell'anca.

• **Frattura** dell'anca **in un arto:** aumenta il rischio di frattura dell'anca nell'arto controlaterale (Parker M, Johansen A. Hip fracture. *BMJ* 2006).

• **Inattività fisica:** poca attività fisica.

• **Farmaci psicotropi:** l'assunzione di ipnotici, ansiolitici o antidepressivi aumenta il rischio di caduta e il rischio che la caduta causi una frattura (Parker M, Johansen A. Hip Fracture. *BMJ* 2006).

2.2.3 CLASSIFICAZIONE DELLE FRATTURE

Le fratture dell'anca sono classificate secondo diversi criteri. Il più utilizzato è la classificazione anatomica, che le classifica in base alla localizzazione della traccia di frattura. In base a questo criterio, vengono classificate come intracapsulari o extracapsulari (Gullberg B, Johnell O, Kanis JA.World-wide projections for hip fracture. Osteoporosis Int 1997) Le fratture intracapsulari comprendono: - fratture della testa del femore.

- Sottocapitali.

- Transcervicale o medico-cervicale.

- Informazioni di base

Le fratture extracapsulari si dividono in due sottotipi:

- Intertrocantere.

- Subtrocanterica.

La distinzione tra fratture intracapsulari ed extracapsulari è di importanza prognostica.

Le fratture del collo del femore possono essere classificate con maggiore precisione in base alla gravità e al grado di stabilità, utilizzando la classificazione di Garden:

- Tipo I: impingement in valgo della testa del femore.

- Tipo II: frattura completa, ma non scomposta.

- Tipo III: lussazione in varismo della testa del femore.

- Tipo IV: perdita totale della continuità tra i due frammenti.

Le fratture intertrocanteriche extracapsulari possono essere classificate secondo la classificazione di Tronzo:

• Tipo I: frattura incompleta del trocantere.

• Tipo II: frattura di entrambi i trocanteri senza frammentazione.

• Tipo III: frattura comminuta con distacco del trocantere minore;
l'estremità inferiore del collo femorale si trova nel canale midollare dell'albero
femorale e la parete posteriore è fratturata.

• Tipo IV: frattura comminuta con l'estremità inferiore del collo fuori
dalla diafisi, mediale; maggiore frammentazione posteriore.

• Tipo V: trocantere con inclinazione invertita della linea di frattura, la
diafisi è spostata verso l'interno (inversione del tipo I). (Gullberg B, Johnell O,
Kanis JA.World-wide projections for hip fracture. Osteoporosi Int 1997)

1.1.4 EPIDEMIOLOGIA

In Spagna esistono numerosi studi epidemiologici che descrivono l'incidenza
delle fratture dell'anca. Nella maggior parte dei casi si tratta di studi retrospettivi
e locali e l'incidenza è compresa tra 301 e 897/105 abitanti, inferiore a quella di altri
Paesi europei o degli Stati Uniti (Morales-Torres J, 2004).

Diversi studi pubblicati negli Stati Uniti e in Canada hanno suggerito la
possibilità di un effetto dell'età, di un effetto penodella o di un effetto della
coorte di nascita sulle variazioni dell'incidenza delle fratture dell'anca.

In America Latina, l'incidenza annuale lorda delle fratture dell'anca è stata di
49,5 per 100.000 abitanti (34,8 per 100.000 uomini e 63,2 per 100.000 donne).

In generale, il numero di fratture dell'anca e la loro incidenza sono aumentati
esponenzialmente con l'età in entrambi i sessi. Tuttavia, l'aumento è stato più

marcato nelle donne. Questi risultati mostrano una bassa incidenza di fratture dell'anca in Ecuador e differenze geografiche nei tassi di frattura dell'anca in America Latina. Dato l'invecchiamento della popolazione ecuadoriana, queste informazioni sono di interesse per le autorità sanitarie nello sviluppo e nell'attuazione di strategie di prevenzione per ridurre il peso delle fratture dell'anca nel prossimo futuro (Tr;ium;ilologi;i., 2010).

Questa ricerca fornirà informazioni aggiornate sulle cause e le complicazioni delle fratture dell'anca presso l'Hospital Clmica de San Francisco.

1.1.5 QUADRO CLINICO

La presentazione clinica c;ir;iclenslic;i si verifica spesso in pazienti anziani, solitamente di sesso femminile, con vari gradi di demenza, che riferiscono di aver subito un c;u'd;i che ha colpito una delle loro anche. La persona di solito lamenta un forte dolore all'anca colpita e riesce a camminare solo con difficoltà, se non del tutto. L'esame fisico rivela che l'arto colpito è accorciato e in rotazione esterna). Il paziente di solito presenta un dolore localizzato all'anca e una ridotta mobilità dell'arto colpito.

(Fortune J., J. Paulos, C. Liendo. 1997). 1997. Ortopedia e traumatologia. Ediciones Universidad Catolica de Chile, seconda edizione).

In rari casi, un paziente con frattura dell'anca può camminare normalmente e riferire solo un vago dolore a natiche, ginocchia, cosce, inguine o schiena. Spesso questi pazienti non hanno una storia di traumi, soprattutto se hanno un certo grado di deterioramento cognitivo. Inoltre, questi pazienti possono presentare lesioni aggiuntive, come lesioni della pelle e del cuoio capelluto, distorsioni, ecc. che mascherano la patologia dell'anca e distolgono l'attenzione del medico (Fortune J., J. Paulos, C. Liendo. 1997. Ortopedia e traumatologia. Ediciones Universidad Catolica de Chile, seconda edizione).

1.1.6 APPROCCIO TERAPEUTICO

Attualmente, praticamente tutte le fratture del femore prossimale vengono trattate chirurgicamente. Il trattamento conservativo è riservato ai pazienti le cui condizioni generali sono molto precarie e/o che presentano un rischio di morte anestesiologica/chirurgica molto elevato, poiché il trattamento conservativo di queste lesioni condanna i pazienti a un prolungato riposo a letto, con complicazioni potenzialmente fatali.

1.1.7 POSSIBILITÀ OPERATIVE

Le opzioni di trattamento sono varie, ma si dividono in due gruppi principali:

- Osteosintesi: viti cannulate, DHS (vite dinamica dell'anca o vite scorrevole dell'anca).

- Artroplastica: totale o emiartroplastica (uni- o bipolare)

EOSINTESI ORIENTALE - si tratta di viti cannulate per fratture non scomposte, di solito si posizionano tre viti parallele, il paziente deve rimanere scarico o parzialmente carico fino alla comparsa di segni di consolidamento radiologico. La vite a scorrimento dell'anca è invece un'opzione per le fratture della base, anche se a volte è necessario aggiungere una vite antirotazione per evitare la rotazione della testa del femore.

ha un impatto maggiore sulla vascolarizzazione. L'approccio e la chirurgia sono più aggressivi rispetto all'opzione precedente (Gajardo C., A. Pacheco, R. Valdes, 2004).

ARTROPLASTICA - La stragrande maggioranza delle fratture subcapitali viene trattata con questa tecnica, soprattutto nei pazienti anziani in cui è importante recuperare rapidamente la funzione precedente e in cui spesso è impossibile scaricare il peso dell'arto. È possibile utilizzare una protesi totale o un'emiartroplastica. La scelta della tecnica dipende dal precedente livello funzionale del paziente e dalla sua aspettativa di vita (Gajardo C., A. Pacheco, R. Valdes, 2004).

2.3 LA RIABILITAZIONE E L'APPROCCIO MULTIDISCIPLINARE: CONCETTI GENERALI

L'obiettivo generale del trattamento è quello di sedare il paziente il più rapidamente possibile, da cui l'importanza di un intervento precoce, e di poter avviare precocemente il bipedalismo, per il quale sono decisivi la scelta della tecnica chirurgica e il supporto precoce del gruppo di riabilitazione.

I familiari e gli assistenti devono essere informati di questi punti, poiché possono contribuire in modo decisivo a un esito migliore. Al momento della dimissione dall'ospedale, è importante sottolineare l'importanza dell'uso degli antidolorifici, in modo che la riabilitazione possa progredire più rapidamente.

La riabilitazione marcante di solito inizia con un deambulatore, poi passa a due bastoni, quindi a un bastone, e infine gli ausili vengono rimossi definitivamente

2-3 mesi dopo l'intervento, almeno a casa (Johnell O, JA. Kanis, 2004).

2.4 PROGNOSI FUNZIONALE E VITALE

Dobbiamo essere rigorosi nel definire il termine "recupero funzionale", poiché una frattura dell'anca può interessare tutte le aree funzionali dell'anziano. Il nostro obiettivo dovrebbe essere che il paziente riacquisti la capacità di camminare e di svolgere le attività della vita quotidiana che aveva prima della frattura. Per valutare il raggiungimento degli obiettivi proposti per ciascun paziente, è quindi essenziale sapere, in ciascuno dei domini che determinano la funzione complessiva, quali erano prima della frattura, utilizzando scale validate per valutarne il livello.

sviluppo. Solo allora potremo valutare con certezza cosa ha significato la lesione nella loro vita (Johnell O, JA. Kanis, 2004).

2.5 SINDROME DA INVECCHIAMENTO

La depressione è uno stato d'animo triste, un disturbo dell'umore in cui la tristezza è patologica, sproporzionata e profonda, e abbandona l'intero essere. Il paziente depresso perde l'interesse e persino l'illusione di vivere, si sente incapace di continuare le attività precedenti o di entusiasmarsi per qualcosa. La tristezza può essere accompagnata da altri sintomi somatici, come disturbi dell'appetito e del sonno o alterazioni del pensiero, che possono peggiorare ulteriormente la condizione.

Le persone anziane hanno più difficoltà a riconoscere i sintomi emotivi di fronte agli altri e a dire che sono tristi. È raro che si rivolgano al medico per questo motivo; più spesso si tratta di sintomi somatici o addirittura di ipocondria. La depressione può anche influire sulle funzioni cognitive, come la concentrazione e la memoria, il che la rende difficile da valutare. I problemi cognitivi spesso compaiono prima della depressione, il che rende più difficile la diagnosi e il controllo della progressione della depressione. La presenza di altre malattie, in particolare quelle vascolari, e l'uso di farmaci sono altri fattori che contribuiscono alla sindrome depressiva nell'anziano e che hanno caratteristiche particolari che devono essere prese in considerazione. I fattori di rischio propri del paziente per lo sviluppo della depressione sono: il sesso; è più comune nelle donne, l'età, l'invecchiamento del cervello provoca un funzionamento alterato dei tre sistemi neurotrasmettitoriali coinvolti nello sviluppo della depressione: il sistema serotoninergico, il sistema noradrenergico e il sistema dopaminergico (Donnell S, Cranney A, 2006).

2.6 . QUALITÀ DELLA VITA

Le malattie influenzano in varia misura gli aspetti fisici, psicologici, emotivi, familiari e/o professionali della vita di un paziente. Attraverso il trattamento, cerchiamo di ripristinare la normalità, cosa che a volte riesce completamente e a volte solo in parte. La valutazione della stessa malattia e delle misure terapeutiche da parte del paziente varia notevolmente da una persona all'altra. Queste valutazioni sono difficili da valutare e, soprattutto, da quantificare. Per questo motivo è stata presa in considerazione la possibilità di misurare lo stato di salute utilizzando strumenti (questionari) che richiedono una preventiva validazione (Laufer Y. , M. Lahav , R. Lenger E. Spresher , 2005).

I parametri morfologici, analitici e funzionali sono generalmente utilizzati per valutare il grado di danno e gli eventuali cambiamenti dopo il trattamento, integrati dall'impressione del medico curante. Quest'ultimo aspetto, che si riflette nell'anamnesi, ha un valore innegabile per un determinato paziente trattato dal proprio medico, ma è chiaro che questa valutazione personale non può essere presa in considerazione negli studi collettivi sull'evoluzione di una malattia o per misurare e confrontare i risultati terapeutici negli studi clinici. La soggettività della valutazione del medico di famiglia e la notevole difficoltà di una valutazione quantitativa rendono impossibile la definizione di parametri confrontabili. In primo luogo, l'OMS definisce la qualità della vita come "l'adeguata e corretta percezione che una persona ha di se stessa nel contesto culturale e valoriale in cui si trova, con riferimento ai suoi obiettivi, standard, speranze e preoccupazioni. Questa percezione può essere influenzata dalla salute fisica e mentale, dal grado di indipendenza e dalle relazioni sociali".

2.7 QUALITÀ DELLA VITA NEGLI ANZIANI CON FRATTURE DELL'ANCA

Per vari motivi, sono stati pubblicati pochi studi su questo argomento. In primo luogo, perché fino a poco tempo fa avevamo pochi dati sullo stato di salute della popolazione generale di età superiore ai 70 anni da confrontare con un gruppo specifico di pazienti e, in secondo luogo, perché la frattura è un processo acuto, molti clinici hanno messo in dubbio la validità dei risultati di questi test, eseguiti al momento della frattura e utilizzati come riferimento per lo "stato di salute pre-frattura". Oggi si accetta la validità di questi test eseguiti al momento della frattura, purché il paziente sia mentalmente in grado di rispondere, poiché non esiste un altro modo per valutare i cambiamenti nella qualità della vita causati da un processo acuto.

2.8 POSSIBILI COMPLICAZIONI DELLE FRATTURE

2.8.1SIN1)R()ME DI EMBOLIA GRASSA (SECCO)

Presenza di globuli di grasso in tessuti e organi dopo lesioni scheletriche traumatiche.

Le fratture più comuni che portano all'ESG sono le fratture delle ossa lunghe, delle costole, della tibia e del bacino, nonché le fratture da schiacciamento o le complicazioni dovute all'impianto di una protesi articolare.

Fisiopatologia - Al momento della rottura, numerosi globuli di grasso possono passare nel sangue perché :

- La pressione nel midollo osseo è più elevata rispetto ai capillari perché la reazione di stress aumenta la concentrazione di catecolamine (che causano la mobilizzazione degli acidi grassi e favoriscono la comparsa di globuli di grasso nel sangue). Questi si combinano con le piastrine del sangue per formare emboli, che bloccano i piccoli vasi sanguigni che riforniscono il cervello, i polmoni, i reni e altri organi. Sono una delle principali cause di morte.

Manifestazioni cliniche: rapida insorgenza dei sintomi (di solito entro le prime 24-72 ore), ma può verificarsi anche entro poche ore o una settimana dalla lesione: Alterazioni cerebrali: comportamento anomalo che va da lieve agitazione e confusione a delirio e coma (Ware JE, Sherbourne CD, 1992).

2.8.2 MALATTIE RESPIRATORIE

Questi includono tachipnea, dispnea, crepitii, respiro affannoso, dolore toracico, espettorato denso e biancastro e tachicardia.

- L'ostruzione di un gran numero di vasi microscopici aumenta la pressione polmonare. L'edema e l'emorragia negli alveoli limitano il trasporto di ossigeno e causano ipossia (PO2 nel sangue arterioso < 60 mmHg).

- Pelle pallida (in caso di embolia).

- Petecchie sulle mucose delle guance, delle congiuntive, del petto, del palato duro, ecc.

- Temperatura superiore a 39,5°C.

- Lipidi liberi nelle urine (se l'embolia raggiunge i reni)

Trattamento

Assistenza respiratoria: (l'introduzione precoce è essenziale).

- Somministrare alte concentrazioni di O2.

- Corticosteroidi per il trattamento della polmonite e il controllo dell'edema polmonare.

- Ventilazione a volume controllato con pressione espiratoria positiva per prevenire o trattare l'edema polmonare (CEPAP).

- Correzione dell'acidosi. Somministrazione endovenosa di bicarbonato di stagno.

- Correzione dei disturbi omeostatici: registrare accuratamente il consumo e l'utilizzo per consentire un adeguato trattamento di sostituzione dei liquidi.

- Morfina - Per alleviare l'ansia e il dolore nei pazienti sottoposti a respirazione artificiale. Prevenzione L'immobilizzazione immediata delle fratture, la manipolazione minima delle fratture e il sostegno adeguato delle ossa fratturate durante la rotazione del corpo e i cambiamenti di posizione sono misure che generalmente riducono l'insorgenza di embolia grassa. Per questo motivo il monitoraggio dei pazienti ad alto rischio è molto importante (Alarcon T, Gonzalez-Montalvo Ji, 2004).

2.8.3SÌ)ESPACE ROME (SC)

Ha l'effetto di ridurre la circolazione capillare a livelli inferiori a quelli necessari per la vitalità dei tessuti. Il paziente avverte un dolore profondo e lancinante che non si attenua con gli oppiacei. Si verifica più frequentemente nelle seguenti aree: braccio e gamba, fratture dell'omero distale e della tibia prossimale.

Fisiopatologia - Le cause fondamentali della riduzione dell'apporto di sangue ai tessuti sono due:

- Comparto muscolare ridotto (a causa dell'uso di stecche, bendaggi o medicazioni costrittive, trazione eccessiva, ecc.)

- Aumento del contenuto del comparto aponeurotico a causa di edema o emorragia (in relazione a fratture o contusioni).

L'edema è una reazione dei tessuti molli all'area del trauma e può aumentare la pressione nei compartimenti. Ciò può creare una pressione tale da impedire il flusso sanguigno e causare un'occlusione venosa (aumento dell'edema). La pressione può aumentare fino a ridurre la microcircolazione, provocando anossia e necrosi muscolare e nervosa. I compartimenti dei muscoli dell'avambraccio e della gamba sono

che sono i più colpiti. L'ischemia può verificarsi da 4 a 12 ore dopo l'inizio della malattia e la funzione di questi muscoli può essere persa se la situazione anossica si protrae per più di 6 ore.

Manifestazioni cliniche - Eseguire regolarmente esami neuromuscolari nei pazienti con fratture.

Le 6 P sono immediate SC c;ir;iclerislic;es:

1. parestesia (intorpidimento e formicolio).

2. Dolore distale alla lesione e non alleviato da analgesici narcotici.

3. Alta pressione sanguigna nella folla.

4. Pallore, freddo e perdita di colore normale alle estremità. I letti ungueali cianotici indicano una congestione venosa.

5. Paralisi o perdita di funzionalità (indica un danno ai nervi).

6. Assenza o diminuzione/assenza di pulsazioni periferiche. Valutare l'escrezione urinaria, poiché la mioglobina rilasciata dalle cellule muscolari danneggiate può essere trattenuta nei tubuli renali a causa del suo elevato peso molecolare. Grandi quantità di mioglobina possono causare necrosi tubulare acuta, con conseguente insufficienza renale acuta (ARF).

I segni della mioglobinemia sono Urine scure, rosso-brunastre Segni clinici associati all'IR acuta: oliguria, anuria.

Trattamento: limitare il gonfiore allentando o liberando i dispositivi restrittivi (bendaggi o cerotti).

Se le misure conservative non riescono a ripristinare l'apporto di sangue al cuore e ad alleviare il dolore in meno di un'ora, può essere necessaria la decompressione chirurgica (lascioloinie) del compartimento interessato (l'area viene lasciata aperta per diversi giorni per consentire una corretta espansione del tessuto muscolare). In caso di CS grave, può essere necessario amputare l'arto per ridurre la mioglobinemia o sostituire un arto non funzionale con una protesi. Prevenzione Non sollevare l'arto al di sopra dell'area cardiaca. Ciò può aumentare la pressione venosa e ostacolare la circolazione arteriosa. Non applicare ghiaccio o impacchi freddi. Questi possono causare vasocostrizione e peggiorare la sindrome (Alarcon T, Gonzalez-Montalvo Ji, 2004).

2.8.4 TROMBOSI VENOSA PROFONDA

Le vene degli arti inferiori e del bacino sono molto vulnerabili alla formazione di trombi dopo una frattura, soprattutto quella dell'anca.

Eziologia^a.

I fattori predisponenti sono

- Stasi venosa (riduzione del flusso venoso) - Causata dall'applicazione scorretta di gessi o trazioni. È aggravata dall'inattività dei muscoli che normalmente favoriscono il ritorno del sangue venoso alle estremità.

- Pressione locale su una vena.

- Immobilità.

- Per il riposo a letto.

Manifestazioni cliniche

- Colpisce soprattutto le vene della gamba e della coscia. Il coagulo può bloccare la circolazione sanguigna. Se il coagulo si stacca e viaggia nel flusso sanguigno, può bloccarsi nel cervello, nei polmoni, nel cuore o in altre aree, causando gravi lesioni a causa di un'embolia.

- Cambiamento del colore della pelle a un'estremità (arrossamento).

- Aumento del calore in un'estremità.

- Dolore agli arti, in un arto.

- Sensibilità solo a un'estremità.

- Edema di un singolo arto.

Trattamento: a causa dell'elevato rischio di trombosi venosa nei pazienti con mobilità ridotta, possono essere prescritti farmaci anticoagulanti (aspirina, warfarin o eparina) come profilassi. Prevenzione: indossare calze elastiche a compressione (calze anti-embolia). Utilizzare dispositivi di compressione sequenziali. Istruire il paziente a mobilizzare le dita dei piedi dell'arto colpito (flessione plantare e/o dorsale) e a fare esercizi con gli arti non colpiti. - (Alarcon T, Gonzalez-Montalvo Ji, 2004)

2.9 INFEZIONI

Tutte le fratture aperte sono considerate contaminate. La fissazione interna delle fratture comporta un rischio di infezione in quanto coinvolge tessuti devitalizzati e contaminati; un ambiente ideale per molti patogeni comuni (compresi i bacilli anaerobi) (Tidemark J, Ponzer S, Svensson O.2003).

2.9.11 INFEZIONE DOVUTA A OSTEOMIELITE

Eziologia: la causa è solitamente dovuta a uno sbrigliamento iniziale inadeguato e a un'eccessiva manipolazione chirurgica. Il rischio di infezione dipende in larga misura dalla lesione dei tessuti molli associata. Il rischio varia tra lo 0-2% per le fratture chiuse e il 10-25% per le fratture aperte. In presenza di lesioni vascolari, il tasso di infezione sale al 50%.

Manifestazioni cliniche

- Sensibilità

- Il dolore

- Arrossamento

- Calore locale

- Edema

- Drenaggio purulento

- Febricula

- Malessere generale

Terapia antibiotica - Gli antibiotici efficaci contro i batteri gram-positivi e gram-negativi devono essere somministrati per 48-72 ore, in attesa dei risultati delle colture. Se questi sono negativi, la somministrazione di questi farmaci viene sospesa. Se sono positivi, si continua a somministrarli a seconda della sensibilità del germe in coltura.

Prevenzione Durante l'operazione, la ferita aperta può essere lavata con una soluzione antibiotica. Le fratture aperte richiedono uno sbrigliamento chirurgico aggressivo (la rimozione del tessuto devitalizzato deve includere la cute, il tessuto cellulare sottocutaneo, la fascia muscolare, i muscoli e i piccoli frammenti di osso, oltre a qualsiasi materiale estraneo presente nella ferita).

Nel periodo post-operatorio vengono somministrati antibiotici per via endovenosa per 3-7 giorni. L'équipe infermieristica deve valutare ogni paziente e cercare i segni di questo problema (Tidemark J, Ponzer S, Svensson O. 2003).

2.9.21 INFEZIONE DA GANGRENA GASSOSA

Eziologia - Infezione causata dal batterio anaerobio Clostridium welchii, che si sviluppa in ferite profonde dove l'ossigenazione è limitata a causa del trauma muscolare.

Il rischio è maggiore in caso di: fratture complicate, fratture aperte, ferite inferte con una sega meccanica, macellai o addetti al confezionamento delle carni. La contaminazione e l'infezione tossica sono rapidamente progressive e fulminanti, e possono diffondersi ai tessuti adiacenti e diventare sistemiche.

Manifestazioni cliniche

- Escalofnos
- Febbre
- Dolore intenso
- Edema
- Cambiamenti nella ferita: bolle di gas
- Ipotensione e tachicardia
- Aumento della frequenza respiratoria

- Disturbo del processo cognitivo o del pensiero

- Odore caratteristico: fruttato e dolce

Trattamento

- Sbrigliare e irrigare immediatamente la ferita.

- Somministrazione di antibiotici.

- Trattamento in camera iperbarica :

- Esporre il paziente al 100% di O2 per 1 o 2 ore.

- Aumento della saturazione di O2 nei tessuti

- Distruzione dei batteri anaerobi.

- Amputazione degli arti colpiti (Tidemark J, Ponzer S, Svensson O.2003).

2.10 PREVENZIONE DI NUOVE FRATTURE

L'identificazione e il trattamento dei fattori di rischio modificabili, tra cui l'osteoporosi, è essenziale per prevenire le fratture dell'anca. L'osteoporosi è probabilmente la principale malattia associata alle fratture dell'anca. La prevenzione è quindi essenziale per ridurre il rischio di osteoporosi, soprattutto nelle donne in postmenopausa. I medici di base dovrebbero mantenere un alto indice di sospetto per individuare l'osteoporosi nelle donne in postmenopausa con fattori di rischio e trattare la malattia se necessario (Zuniga C., 2005).

CAPITOLO III
QUADRO METODOLOGICO

3.1 TIPO DI STUDIO

Si tratta di uno studio osservazionale prospettico longitudinale su 120 donne di età superiore ai 65 anni che hanno subito una frattura dell'anca e sono state successivamente ricoverate al pronto soccorso dell'Hospital Clmica de San Francisco il giorno del ricovero.

3.2 La formula della dimensione del campione viene applicata per determinare la parte della popolazione a cui applicare la tecnica di raccolta dei dati.

La ricerca si baserà su 4 criteri:

1. Tipo di frattura più comune nelle pazienti donne di età superiore ai 65 anni ricoverate presso l'Hospital Clmica de S. Francisco 20102012.

2. Cause di questo tipo di frattura nei pazienti di età superiore ai 65 anni ricoverati presso l'Hospital Clmica de S. Francisco, 2010-2012.

3. Complicanze più frequenti nei pazienti sottoposti a chirurgia delle fratture presso l'Hospital Clmica São Francisco nel periodo 2010-2012.

4. Evoluzione dei pazienti operati per fratture all'Hospital Clmica São Francisco, 2010-2012.

4.1.1 FORMULA PER DETERMINARE IL CAMPIONE.

n = dimensione del campione

N = valore della popolazione Formula per il calcolo del campione

Z = valore critico corrispondente a un coefficiente di confidenza a cui è destinato lo studio.

P = quota proporzionale del verificarsi di un evento.

q = quota proporzionale della mancata realizzazione di un evento

E = errore principale.

4.1.2 FORMULA CALCOLATA

Studenti

N= 700 studenti

Z= per un livello di confidenza del 95% =1,96

p= 50%=0.50

q= (1-p)= (1-0,50)=0,50

E= 5% = 0.05%

$$N: 1,96^2 \times 120 \times 0,05 \times 0,95$$

$$119 \times 0,05^2 + 1,96^2 \times 0,05 \times 0,95$$

n= 45.62

3.3 VARIABILI PERCEPITE

• Tipo di frattura :

• -Estracapsulare prossimale al trocantere minore (pertrocanterale o basicervicale).

• Extracapsulare distale del trocantere minore (sottotrocanterica)

• -intracapsulare (subcapitale)

• Trattamento chirurgico applicato.

• Osteosintesi breve (chiodo endomidollare corto, protesi extramidollare o viti cervicotrocanteriche cannulate) per le fratture extracapsulari prossimali del trocantere minore e per le fratture del nervo basilare. Le viti cannulate sono state utilizzate per fratture intracapsulari con spostamento minimo in pazienti di età inferiore a 80 anni.

• Osteosintesi lunga (chiodo endomidollare lungo) Per le fratture extracapsulari distali del trocantere minore.

- Artroplastica (completa o parziale) in caso di frattura intracapsulare dislocata e in caso di frattura non dislocata se il paziente ha più di 80 anni.

    > Durata del ricovero in giorni.

3.4 ANALISI STATISTICA

I dati raccolti dalle cartelle cliniche vengono presentati sotto forma di tabelle, indicando la frequenza di ciascun elemento e la corrispondente percentuale di incidenza. Per ogni tabella viene poi creato un grafico a torta per rappresentare graficamente i dati numerici.

Infine, viene effettuata un'analisi descrittiva dei risultati dei dati numerici ottenuti nella tabella.

CRITERI DI ANALISI 1 - TIPI DI ROTTURA

	TIPI DI FRATTURA		
	FRATTURA DELLA TESTA DEL FEMORE	FRATTURA DEL COLLO DEL FEMORE	INTERTROCANTERICO
PROCEDURA	40	27	33
FREQUENZA	18	12	15

Tipi di frattura

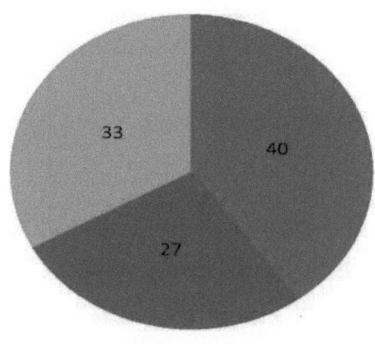

FRATTURA DELLA TESTA DEL FEMORE

■ FRATTURA DEL COLLO DEL FEMORE

ANALISI

Il grafico precedente mostra che il 40% dei pazienti presentava una frattura della testa del femore, il 33% una frattura del collo del femore e il 27% una frattura intertrocanterica.

CRITERIO 2: FASCIA D'ETÀ

Gruppo di età			
	65-70 anni	Da 71 a 75 anni	Da 76 a 80 anni	>80 anni
Percentuale	9	22	45	24
Frequenza	4	10	20	11

DOMINIO DI ETÀ

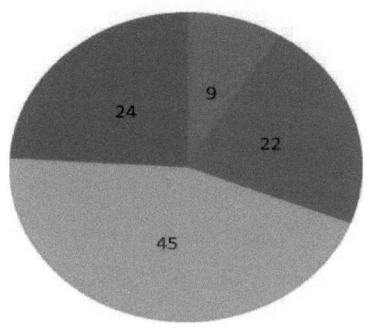

65-70 ANNI

DA 71 A 75 ANNI

DA 76 A 80 ANNI

>80 ANNI

ANALISI

Il grafico precedente mostra che il 45% delle donne di età compresa tra 76 e

80 anni viene ricoverato con una diagnosi di frattura dell'anca, così come il 9% dei pazienti di età compresa tra 65 e 70 anni.

CRITERIO 3: FATTORI DI RISCHIO

FATTORI DI RISCHIO			
	SI	NEOPLASIAS	OSTEOPOROSI
PROCEDURA	56	20	24
FREQUENZA	25	9	11

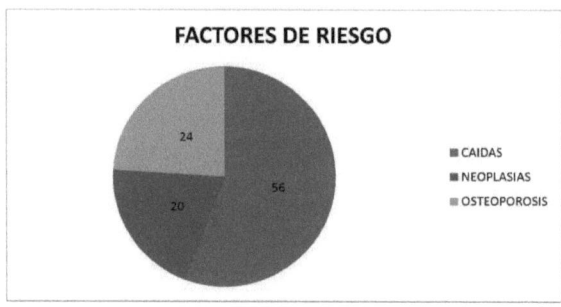

ANALISI

Il grafico sopra mostra che il 56% dei fattori di rischio è legato alle cadute, seguito dall'osteoporosi e dalle neoplasie, che presentano le differenze minori.

CRITERIO 4: COMPLICAZIONI

Complicazioni			
	Trombosi venosa profonda	Polmonite	Semplice
Percentuale	16	27	57
Frequenza	7	12	26

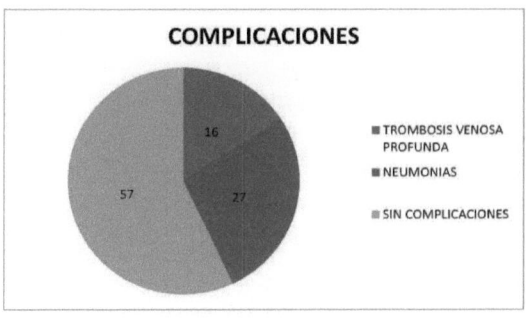

ANALISIS

Il grafico sopra mostra che il 57% non ha avuto complicazioni dopo un recupero rigoroso, seguito dal 27% con polmonite e dal 16% con trombosi venosa profonda.

CRITERIO 5: GRADO DI VALORIZZAZIONE

GRADI DI RECUPERO

	ECCELLENTE	BUENOS	MODERATO	CATTIVO	FALLIMEN TO
PROCEDURA	24	36	22	11	7
FREQUENZE	11	16	10	5	3

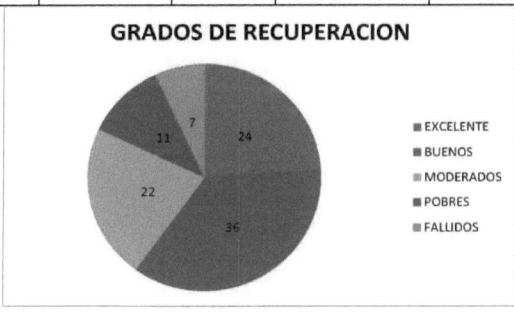

ANALISIS

Il grafico qui sopra mostra che il 24% si è ripreso perfettamente dopo il trattamento in questione, il 36% si è ripreso bene e il 7% ha fallito.

CAPITOLO IV

PROPOSTA

Tra le mie proposte, le più importanti sono i colloqui informativi e palliativi per il personale medico, infermieristico e di assistenza nella cura e nell'attenzione dei pazienti con frattura dell'anca all'arrivo al dipartimento di emergenza, come chiro e post-chirurgia. In base al momento del ricovero del paziente, viene somministrata un'analgesia adeguata e appropriata, blocchi nervosi supplementari per alleviare il dolore, infusione di liquidi per via endovenosa, controllo dell'equilibrio dei liquidi; un punto importante è la valutazione delle lesioni e delle condizioni mediche associate, il trasferimento rapido del paziente e la valutazione e la cura delle aree di pressione. Per gli zinoidi, entro 48 ore dal ricovero, profilassi antibiotica perioperatoria e ossigenoterapia perioperatoria aggiuntiva. Supporto nutrizionale nell'immediato post-operatorio, supporto nutrizionale e profilassi tromboembolica, riabilitazione precoce e miglioramento della qualità di vita del paziente. Nel coma, entro 48 ore dal ricovero, profilassi antibiotica perioperatoria e ossigenoterapia perioperatoria aggiuntiva.

Inoltre, coinvolgerebbe anche le famiglie di questi pazienti, in modo che vedano la riabilitazione come un elemento essenziale per migliorare la qualità di vita del paziente e la propria. Come sappiamo, è importante non dimenticare di informare la famiglia sul piano di trattamento scelto e sulle raccomandazioni per il periodo successivo alla dimissione. Questo li aiuterà ad organizzare, ad esempio, il trasferimento da un letto all'altro. Molti pazienti affetti da fratture dell'anca temono la morte o la disabilità, quindi è importante fornire loro le spiegazioni necessarie per recuperare il morale. Tuttavia, secondo gli autori, un eccessivo ottimismo sull'esito dell'intervento può portare all'insoddisfazione e ritardare la riabilitazione.

CAPITOLO V

CONCLUSIONI

Le fratture dell'anca sono la lesione invalidante più comune e la principale causa di morte accidentale negli anziani. La frequenza e le conseguenze sanitarie ed economiche delle fratture dell'anca sono in aumento con l'invecchiamento della popolazione. La prevenzione e il trattamento delle fratture dell'anca coinvolgono un'ampia gamma di discipline. La maggior parte delle persone deve sottoporsi a un intervento chirurgico, seguito da una fase di riabilitazione. La complessità della guarigione delle fratture dell'anca ne fa una vera e propria cartina di tornasole e un utile indicatore dell'integrazione e dell'efficacia delle moderne cure mediche. In questo studio, abbiamo individuato che il tipo di frattura dell'anca più frequente al momento del ricovero è la frattura della testa del femore, seguita dalla fascia d'età, è stato rilevato che l'età tra i 76 e gli 80 anni è in aumento in questi anni, così come la constatazione che le cadute sono la causa più frequente, Tra le complicanze abbiamo il pneumoma e la trombosi venosa profonda, ma va notato che la maggiore percentuale di ottenere una buona maggioranza clinica e una minore morbilità si è verificata anche grazie agli specialisti nel campo della traumatologia.

Condivido anche le opinioni espresse nel mio studio, come ad esempio: ❖

È chiaro che la clinica tratta generalmente i casi di frattura secondo il protocollo stabilito a livello internazionale.

❖ La maggior parte dei casi si è verificata in pazienti di età pari o superiore a 76 anni.

❖ La maggior parte dei pazienti viene indirizzata da questi pochi, il che comporta alcuni disagi in termini di spazio e di follow-up medico.

❖ È importante che gli anziani siano informati dalle organizzazioni pubbliche su come prevenire i fattori di rischio che portano alle fratture dell'anca.

CAPITOLO VI

RACCOMANDAZIONI

o La clinica è all'avanguardia nei protocolli di trattamento delle fratture per garantire una gestione efficace dei pazienti.

o La politica dovrebbe prevedere colloqui informativi sull'assistenza domiciliare efficace per gli over 75.

o L'ospedale dovrebbe rafforzare il suo team medico e creare un'unità speciale per i pazienti politraumatizzati.

o Il governo dovrebbe lanciare una campagna pubblicitaria nazionale sulla prevenzione delle fratture e sulla gestione dei fattori di rischio.

sulla prevenzione delle fratture e sulla gestione dei fattori di rischio.

Bibliografia

1 Tidemark J, Ponzer S, Svensson O. Fissazione interna rispetto alla sostituzione totale dell'anca nelle fratture scomposte del collo del femore negli anziani: uno studio randomizzato controllato. J Bone Joint Surg Br 2003.

2 Rodriguez J. Gruppo di studio SECOT sull'osteoporosi. Epidemiologia e fattori socioeconomici. Madrid: Marketing Medical Comunication; 2002.

3 Alarcon T, Gonzalez-Montalvo JI. Fratture osteoporotiche dell'anca: fattori predittivi del recupero funzionale a breve e lungo termine. An Med Interna. 2004.

4 Zuniga C., 2005. Qualità della vita e cure palliative. Medwave

5 Mones J , 2004. È possibile misurare la qualità della vita? Che cosa significa? Cirugia Espanola.

6 Canale S., T. Campbell. 2004. Chirurgia ortopedica. 10a ed. 4 volumi.

7 Collazo H., N. Boada. 2000. Morbosità e mortalità per fratture dell'anca. Revista cubana de ortopedia y traumatologi'a .2000.

8 Alonso J, Prieto L, Anto JM. La versione spagnola del questionario sulla salute SF-36 (Cuestionario de Salud SF-36): uno strumento per misurare gli esiti clinici. Med Clin 1995.

9 Garcia M., M. Montero, P. Carpintero, 2004. L'importanza della malnutrizione e di altri fattori medici nell'evoluzione dei pazienti con fratture dell'anca. Annali di Medicina Interna.

10 . D'Art P, Katona P, Mullan E. Screening, identificazione e trattamento della depressione nei pazienti anziani delle cure primarie: l'accettazione e le prestazioni della Geriatric Depression Scale (GDS 15) in 15 parti e lo sviluppo di versioni più brevi. Fam Pract 1994.

11 Van Marwijk HW, Wallace P, Bock GH. Valutazione della fattibilità, dell'affidabilità e del valore diagnostico delle versioni brevi della Geriatric Depression Scale. Br J Gen Pract 1995.

12 Gajardo C. A. Pacheco , R. Valdes , 2004. Applicazione di un

protocollo per il monitoraggio chinesiologico di pazienti con fratture dell'anca. Rivista ufficiale del Collegio cileno dei chinesiologi.

13 S. Garcia, et al. Fratture dell'anca negli anziani: diagnosi e trattamento. JANO. 2-8. 2003, settembre. Vol LXIX, N' 1574.

14 Parker M, Johansen A. Frattura dell'anca. BMJ 2006.

15 Tengve B, Kjellander J. Profilassi antibiotica.

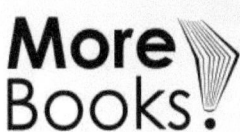
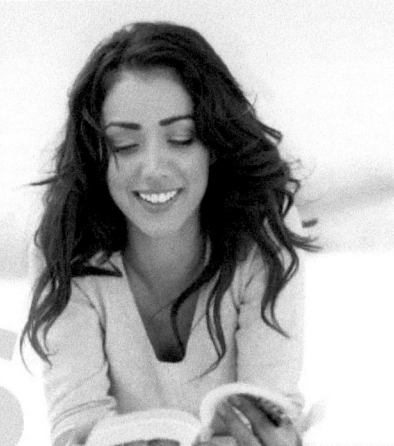

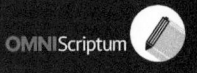

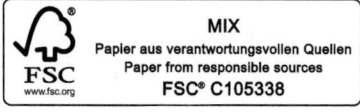

MIX
Papier aus verantwortungsvollen Quellen
Paper from responsible sources
FSC® C105338

Printed by Books on Demand GmbH, Norderstedt / Germany